AF332693

La Syphilis

et les

Domestiques

PAR

le Dr LÉON BIZARD

MÉDECIN DE SAINT-LAZARE
MÉDECIN-PRINCIPAL DE LA PRÉFECTURE DE POLICE
MEMBRE DE LA COMMISSION DE PROPHYLAXIE AU MINISTÈRE DE L'HYGIÈNE
EX-SECRÉTAIRE GÉNÉRAL ADJOINT DE LA SOCIÉTÉ DE PROPHYLAXIE

PARIS
IMPRIMERIE TANCRÈDE
15, Rue de Verneuil, 15
--
1923

La Syphilis

et les

Domestiques

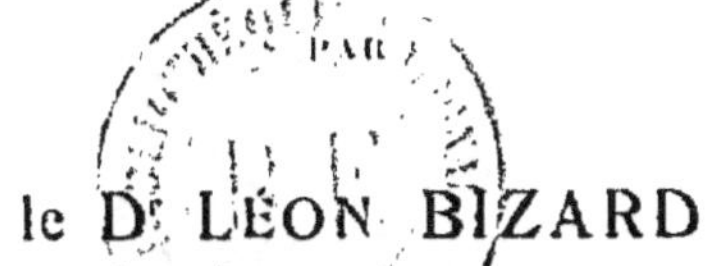

PAR

le Dr LÉON BIZARD

MÉDECIN DE SAINT-LAZARE
MÉDECIN-PRINCIPAL DE LA PRÉFECTURE DE POLICE
MEMBRE DE LA COMMISSION DE PROPHYLAXIE AU MINISTÈRE DE L'HYGIÈNE
EX-SECRÉTAIRE GÉNÉRAL ADJOINT DE LA SOCIÉTÉ DE PROPHYLAXIE

PARIS

IMPRIMERIE TANCRÈDE

15, Rue de Verneuil, 15

—

1923

Extraits du Bulletin de la " Société Française de Prophylaxie Sanitaire et Morale ", nᵒˢ 2, 3, 5, Mars, Avril, Juillet 1922, et nᵒ 1, Février 1923.

LA SYPHILIS ET LES DOMESTIQUES

par le Dʳ Léon BIZARD

Avant tout commentaire, laissez-moi d'abord vous exposer trois faits que les hasards de la clientèle m'ont permis d'observer en quelques mois.

De braves gens de ma connaissance m'adressent un jour leur domestique, qui est chez eux comme bonne à tout faire, qu'ils ont à leur service depuis deux ans déjà et à laquelle ils tiennent tout particulièrement n'ayant, disent-ils, rien à lui reprocher ni dans son travail ni dans sa conduite.

A peine cette jeune femme pénètre-t-elle dans mon cabinet que, déjà, mon diagnostic était fait : il s'agissait d'un chancre syphilitique de la lèvre inférieure avec une adénopathie sous-maxillaire visible à distance.

En effet, j'apprenais bientôt que cette femme avait été embrassée, plus d'un mois auparavant, par un jeune homme qu'elle connaissait peu et que, d'ailleurs, elle n'a pas revu.

Le bouton de la lèvre était apparu depuis environ huit jours et n'avait fait, jusqu'alors, qu'augmenter de volume.

Je donne rendez-vous à cette malade pour la traiter dans mon service du dispensaire Toussaint-Barthélemy, en lui expliquant de quelle maladie elle était atteinte, cette maladie paraissant d'ailleurs lui être à peu près inconnue et indifférente.

En même temps je lui expliquais que le secret professionnel m'obligeait à ne donner aucune explication à ses maîtres et je me contentais d'écrire sur une ordonnance dont je lui laissais, bien entendu, l'entière disposition, qu'elle était atteinte d'une maladie contagieuse qui exigeait de grandes précautions et qui demandait un traitement long et régulier.

Or, j'ai appris par la suite qu'elle n'avait pas hésité à montrer honnêtement cette lettre à ses patrons, se soumettant à l'avance à leur décision, mais que ceux-ci, me trouvant trop pessimiste dans mes appréhensions, avaient passé outre, ne voulant pas se priver des services de cette domestique, préférant donc s'exposer, eux, leurs enfants et petits-enfants qu'ils recevaient souvent, à la contamination syphilitique.

A quelque temps de là, je recevais un malade dont l'aspect extérieur révélait sa profession de domestique.

Il me dit, en effet, qu'il avait 24 ans et qu'il était valet de chambre chez des personnes qui avaient sept domestiques à leur service.

A l'examen de cet homme, je constatais d'abord qu'il était atteint d'une éruption de gale pustuleuse et qu'il portait, en outre, sur la verge, les vestiges d'un chancre syphilitique ; du reste l'anus, la bouche, les lèvres jusqu'aux commissures, étaient tapissés de plaques muqueuses.

Il me raconte qu'il est dans cet état depuis un certain temps déjà, mais qu'il ne s'en est pas jusqu'alors trop préoccupé, pensant qu'il s'agissait d'une « éruption de sang » qu'il traitait lui-même par des « dépuratifs ».

J'explique à cet homme qu'il est atteint de gale et de syphilis en activité, que cette dernière maladie surtout est inquiétante, qu'il doit se soigner, demander même à être hospitalisé et quitter immédiatement sa place.

Par prudence, je lui fais immédiatement une injection intraveineuse arsenicale, et je l'adresse à Saint-Louis, à mon maître M. le professeur Jeanselme.

Un mois se passa avant que cet homme vînt me revoir.

Il a fait soigner et guérir sa gale, mais je constate la persistance des mêmes accidents syphilitiques.

Il m'avoue alors qu'il ne s'est pas fait traiter, parce qu'il n'a pas voulu quitter sa place et qu'il a suivi ses maîtres à la campagne, ayant jugé que le grand air lui ferait du bien. Ni ses maîtres, ni ses camarades, n'ont d'ailleurs attaché la moindre importance à ses nombreux boutons qu'il a dit provenir de l'estomac.

Je refais immédiatement une nouvelle injection, montrant à cet homme combien sa conduite est imprudente pour lui-même et pour l'entourage et j'insiste pour qu'il continue à se faire soigner à l'hôpital.

Par prudence, je lui prescris d'ailleurs un traitement d'attente polymercuriel (pilules, suppositoires).

Deux mois après je rencontre, par hasard, ce malade qui a revêtu cette fois le costume de gardien de la paix.

Il m'explique que voyant qu'il allait de plus en plus mal et dans l'impossibilité de trouver le temps matériel de se faire traiter, il a préféré changer de métier et choisir une position qui lui laisse le temps nécessaire pour faire pratiquer régulièrement enfin, des injections.

Le troisième cas que j'ai à vous rapporter est de beaucoup le plus intéressant, mais aussi le plus triste.

Une dame élégante m'amène un jour son fils de 14 ans 1/2 pour me demander mon avis sur un bouton que ce petit jeune homme présente à la verge, leur médecin ordinaire n'ayant pas voulu se prononcer sur la nature de la lésion.

Il m'est facile de diagnostiquer un chancre syphilitique du sillon balano-préputial, flanqué de sa grosse adénopathie satellite.

Et voilà alors ce que j'apprends.

Les parents de ce jeune homme sont dans l'obligation de sortir souvent le soir et de laisser leurs deux enfants, un garçonnet de 6 ans et le jeune malade, à la garde d'une femme de chambre qui est déjà à leur service depuis plusieurs mois et qui leur a semblé jusqu'ici honnête et menant une existence régulière.

Or, il paraît que cette femme de chambre, après avoir

couché le garçonnet dans son propre lit jusqu'à ce qu'il soit endormi, s'empressait d'aller rejoindre le jeune homme dans la chambre à côté et vous devinez çe qui devait se passer entre cette femme de chambre et son jeune maître, que cette malheureuse, en effet, n'avait pas hésité à déniaiser et à contaminer.

D'ailleurs, après cette consultation, sans qu'on ne lui ait rien dit pourtant, cette domestique, qui avait compris que la vérité était connue, disparaissait dès le lendemain pour se placer, presque immédiatement, dans une autre famille comptant aussi plusieurs enfants !

Ces trois observations montrent suffisamment le danger que peut faire courir à des personnes parfaitement innocentes mais non moins imprudentes, leur entourage domestique et je suis certain malheureusement que de tels exemples pourraient être multipliés.

Si dans un cas, du reste, nous avons eu la preuve d'une contamination due à une femme de chambre, combien d'autres syphilis insoupçonnées ont pu encore répandre aussi bien au dehors que dans les familles qu'elles servaient ces trois domestiques malades, contagieux et ne se soignant pas.

En ce temps où la pénurie des domestiques fait qu'on prend chez soi n'importe quoi, n'importe qui, pourvu qu'on soit servi, il est bon de montrer combien il peut être imprudent de confier les enfants à des mains mercenaires, à des femmes trop souvent sans conscience et sortant à peine parfois d'une villégiature plus ou moins longue à Saint-Lazare ! On risque ainsi de contaminer physiquement et moralement de jeunes êtres qui en sont à cet âge où les bons principes, comme les mauvais exemples, mettent une empreinte qui peut, pour longtemps, ne plus s'effacer.

Le jour même où j'ai l'honneur de faire cette communication, l'éminent chroniqueur Clément Vautel écrit, dans le *Journal*, avec son talent accoutumé, ce « film » que je soumets aussi à vos méditations :

L'excellent dessinateur Job m'écrit :

Ceci est une histoire vraie .

Une amie de ma fille va au théâtre après avoir laissé son bébé à la, garde d'une nurse en qui elle a toute confiance.

Pour une raison que j'ignore — la pièce était peut-être assommante — la dame quitte le théâtre après le deuxième acte et rentre chez elle... Personne dans l'appartement! Plus de nurse, plus d'enfant!

Ici, je pourrais renvoyer la suite au prochain numéro, mais je préfère vous conter sans délai le deuxième épisode.

La mère affolée se précipite chez la concierge. Celle-ci, mal réveillée, déclare qu'elle ne sait rien, sinon que la nurse va souvent passer la soirée dans un dancing populaire, voisin de la place de l'Etoilé.

La dame court au bal... Des centaines de couples dansent un shimmy convulsif aux sons d'un orchestre riche en cuivres. La nurse est là! Elle se trémousse dans les bras d'un grand gaillard qui porte des favoris comme un magistrat ou un amiral du bon vieux temps. La mère la saisit au passage, l'arrache à son danseur et lui crie avec l'accent de Mme Marie Laurent dans les anciens drames de l'Ambigu :

— Misérable, qu'avez-vous fait de mon enfant? ·

— Que Madame ne s'en fasse pas... Il dort tranquillement!

— Où?

Et la nurse conduit la mère au vestiaire où le pauvre bébé dort, en effet, avec un numéro sur son petit ventre, au milieu des parapluies et des manteaux.

Et Job ajoute :

L'amie de ma fille affirme qu'il y avait d'autres bébés numérotés à côté du sien, mais, peut-être, dans son trouble, a-t-elle mal vu... En tous cas, pour le reste, vous pouvez m'en croire.

Tirons une moralité de cette aventure.

Faut-il dire leur fait aux bonnes d'enfants qui, lorsque madame est sortie, ne résistent pas à l'appel du dancing et déposent au vestiaire l'encombrant marmot? Faut-il approuver l'ingéniosité du manager qui prend les moutards en consigne à raison de vingt-cinq centimes par « objet » ?

Il est plus juste, me semble-t-il, de blâmer l'imprudence de la dame qui va au théâtre auprès avoir confié le fruit de ses entrailles à une jeune personne recrutée, à tout hasard, dans un bureau de placement.

Ce n'est là, somme toute, qu'une autre façon de fourrer le pauvre gosse au vestiaire.

Ni Clément Vautel, ni moi-même, n'avons la prétention de croire que notre intervention pourra, dans l'avenir, rendre plus prudentes les mères de famille en quête de domestiques.

Si, de temps en temps cependant, nos observations faisaient naître de sages méditations et que certaines mamans, plus raisonnables que d'autres, voulussent se résigner à exiger de leurs nurses un certificat de santé et de bonnes mœurs, nous estimerions avoir suffisamment fait œuvre utile.

Ce n'est, d'ailleurs, jamais en vain que l'on sème le bon grain et ce n'est pas un effort inutile que de faire mieux connaître au grand public la syphilis et les dangers de contagion qu'elle comporte.

On croit trop qu'il n'y a que les débauchés qui soient aptes à contracter la syphilis en « faisant la noce ». Il est bon de répéter qu'on peut prendre cette grave maladie d'une façon tout à fait innocente et que garder près de soi, à son service, une personne présentant des accidents contagieux, c'est s'exposer aux plus sérieux dangers.

Les gestes et les façons de certaines soubrettes trop aimantes et attentionnées ne sont pas toujours empreints de vertueuses intentions et puisse le triste exemple de cet enfant de 14 ans, infecté de syphilis par sa femme de chambre, éveiller de salutaires et prudentes réflexions et éviter peut-être ainsi de nouveaux désastres !

M. Gougerot. — Nous avons tous dans notre mémoire des observations semblables et vraiment terribles. J'en résume une que j'ai publiée. (*Journal des Praticiens*, 30 août 1919). La femme d'un officier vient me trouver pour un soi-disant acné de la figure ; c'étaient des syphilides pustuleuses ; je cherche et je trouve un chancre des gencives. Comment cette dame, d'une moralité impeccable, avait-elle été inoculée ? Après avoir bien cherché, je découvris que la domestique était porteur de plaques muqueuses de la bouche et elle m'avoua se servir des objets de toilette et de la brosse à dents de sa patronne, se levant avant elle.

Je rappelle qu'en Amérique, il est défendu aux domestiques, quand ils sont vénériens, d'exercer leur profession. (Code sanitaire de l'État de New-York, chapitres I à IX, régulation 29 c., p. 317.) Il faudrait exiger à l'entrée un certificat médical.

M. Morin. — Il faut insister sur ce que vient de dire le Dᵉ Bizard. Actuellement les gens veulent avoir des domestiques, ils prennent n'importe qui. J'ai vu chez certains de mes clients engager des domestiques malades et quand on leur disait que leur bonne pouvait les contaminer en buvant dans leur verre, ils ne croyaient pas à ce danger.

M. Queyrat, Médecin de l'Hôpital Cochin. — A propos de la crise des domestiques, une question très angoissante se pose parfois. Une de mes clientes me demande d'examiner la femme de chambre qui donne le racahout à deux petits enfants, en me disant qu'elle avait un peu d'eczéma depuis quelque temps. J'examine la femme de chambre ; elle était en période de syphilis secondaire active avec des plaques muqueuses de la gorge et de la région génitale. Je lui dis qu'elle a la syphilis et qu'elle doit quitter sa place. Sur le premier moment, elle refuse, arguant qu'elle s'y trouve très bien. Si elle m'avait dit : « Vous êtes lié par le secret professionnel », j'aurais donc dû laisser cette syphilitique donner le racahout aux deux petits enfants, en le goûtant auparavant pour voir s'il n'était pas trop chaud... Heureusement, j'ai pu convaincre cette femme.

M. le Pʳ Jeanselme. — Il est certain qu'à chaque instant, M. Gougerot vient de le dire, le médecin est lié par le secret professionnel et que nous sommes obligés de voir des contaminations se produire. Si l'individu ne veut pas de lui-même quitter sa place, il n'y a pas le moindre doute, nous ne pouvons rien faire et même, ainsi que l'indiquait M. Bizard au début, il nous est difficile de dire aux maîtres que leur domestique est atteint d'une maladie contagieuse, même sans préciser quelle est cette maladie.

Malheureusement, avec les habitudes françaises, il y a peu de chance que soit admise la loi américaine citée tout à l'heure par M. Gougerot. La seule solution est donc d'exiger un certificat de santé. A l'heure actuelle, avec la crise et le laisser-aller des domestiques, il faut bien avouer que ces mesures n'ont aucune chance d'être réalisées.

M. L'INSPECTEUR GÉNÉRAL FAIVRE. — Il y a une distinction à faire selon que le médecin est appelé par le patron ou par les domestiques. Quand il est appelé par les patrons, il est tenu vis-à-vis des domestiques à la discrétion médicale, mais n'est-il pas un peu dans la situation d'un expert vis-à-vis du patron. On dit au médecin : « Voilà une domestique qui nous inquiète... » Je crois qu'il n'a pas le droit de répondre, mais ne peut-il pas faire naître, par la façon dont il répond, un certain doute qui permettra aux patrons de supposer la vérité?

M. MORIN. — La solution proposée par M. Faivre est extrêmement dangereuse. Les gens mettront la bonne à la porte, s'ils ont confiance en nous et elle ira contaminer à la porte à côté. Quant au certificat de santé, je ne crois pas qu'il ait beaucoup d'efficacité. Quand une domestique viendra se présenter, il faudra faire un certificat et un Wassermann; qui paiera ? Le patron, le bureau de placement ou la domestique ?

M. HONNORAT. — Je ne suis pas partisan du secret, quand il est aussi absolu que la loi l'entend actuellement. Quant au certificat, demandé par M. Gougerot, il est impraticable. Jamais aucune domestique ne consentira à se présenter dans une maison avec un certificat. Déjà, on a du mal à causer avec elle, elle ne souffre pas de discussion, et quand on s'adressera au bureau en disant : « J'exige un certificat », vous ne verrez plus une seule domestique. Au point de vue pratique, je crois que nous devons nous servir de notre influence par la presse, par les conseils que nous pouvons donner, pour attirer l'attention de la population là-dessus, en disant : « Faites attention aux domestiques, beaucoup sont contaminés, et ne vous bornez pas à les admettre avec le certificat ordinaire ».

M. GOUGEROT. — Pour résumer la discussion, je soumets à votre controverse les vœux suivants qui représentent une thèse défendable, mais seront d'une application difficile :

1° Les domestiques, et surtout les bonnes d'enfants, devront être munis d'un certificat médical de santé et, si le

médecin le croit nécessaire, d'un certificat d'examen bactério-
logique : réaction de Wassermann, examen de crachats, etc.
(Ces examens cliniques et bactériologiques seront payés par
l'employeur.)

2° L'emploi de domestique sera interdit à tout contagieux
pendant la période de contagion, ainsi qu'il est exigé par la loi
sanitaire de la plupart des Etats nordaméricains.

3° Tout médecin découvrant une maladie contagieuse
(syphilis, tuberculose, etc.) chez un ou une domestique, les
préviendra des dispositions ci-dessus et si le ou la domestique
ne s'y soumet pas, il sera autorisé à prévenir l'employeur des
dangers qu'il court, sans lui préciser la nature de la maladie.

M. le Président met ces vœux en discussion.

MM. Balzer, Prof. Jeanselme, de l'Académie de Médecine;
général Legrand, Honnorat, chef de Division à la Préfecture de
Police; Granjux, Prof. agrégé Gougerot, Drs Morin, Sicard de
Plauzoles, Bizard, présentent diverses observations et décident
de prier M. le Dr Morin de vouloir bien communiquer à la
Société un rapport d'ensemble sur cette importante question.

A propos de la syphilis des domestiques
par le Dr André MORIN

La remarquable et impressionnante communication du
Dr Bizard sur la syphilis et son introduction dans les familles
par les domestiques a donné lieu à une discussion au cours de
laquelle deux opinions ont paru s'affronter : d'une part, exiger
un certificat de la domestique entrante ; d'autre part, agir par
persuasion sur les domestiques ou les maîtres pour obtenir des
soins réguliers ou le départ de la place.
La reprise de la discussion lors d'une séance ultérieure a
paru établir que les opinions opposées s'étaient encore raffer-
mies et le système du certificat, exposé d'une façon très pré-

cise par le Dr Gougerot, a été vivement combattu par les uns, fermement soutenu par les autres.

Les défenseurs du certificat avaient pour eux le rôle facile de faire œuvre de médecins en essayant de s'opposer à la diffusion d'affections graves, tenaces, d'autant plus redoutables que l'origine pourrait en être plus longtemps ignorée des parents, sinon dissimulée par la coupable vivant au contact permanent des enfants; les adversaires du certificat acceptaient le rôle ingrat de paraître lutter contre l'hygiène et le bon sens.

Un de leurs arguments est à rappeler pour y revenir plus tard, s'il y a lieu ; il a paru frapper l'attention de la Société et même être accepté par plusieurs : si la domestique doit fournir un certificat de bonne santé, elle est en droit d'en exiger un de chaque membre de la famille : le contrat ne peut être unilatéral et si la bonne peut être un danger, il y a de nombreux cas dans lesquels la famille peut être un foyer de contamination.

N'insistons pas pour le moment sur cet échange de certificats ; si légitime qu'il paraisse, si désirable qu'il soit, il est pratiquement impossible. C'est surtout dans les familles nombreuses qu'il deviendrait une véritable taxe inique et c'est surtout les familles nombreuses qui, à cause même du travail à fournir, sont exposées à changer de domestiques.

Il y aurait là une nouvelle pénalité frappant en France les familles nombreuses. Elles constituent pourtant un rempart de la morale et de l'hygiène plus efficace que tous les discours et que toutes les lois présentes ou à venir, sinon le seul.

La Société, pour répondre à une vive et dernière objurgation de M. Bizard et avant de soumettre des vœux ou des conclusions à l'autorité, a désiré mettre la question au point : Que fait-on en France et à l'étranger? Que pourrait-on faire? Voilà le sujet de ce rapport.

En France, on ne fait rien. La difficulté actuelle du recrutement des domestiques ne semble pas près de disparaître, même de s'atténuer et en pratique, quelle que soit la valeur des conseils théoriques, personne ne pourrait ni voudrait mettre aucune difficulté, si légère soit-elle, à l'entrée dans la place de la nouvelle bonne envoyée par le bureau ou que la maîtresse de maison a fini par découvrir, peut-être même par enlever à une place par l'offre de gages plus élevés.

A l'étranger, la situation semble la même au point de vue du recrutement domestique et les nombreuses personnes interrogées ont confirmé que pour cela, comme pour bien des choses, la France était peut-être encore un des pays les moins maltraités.

Avait-on cependant tenté quelque chose, et les textes législatifs américains, auxquels M. Gougerot avait fait allusion dans la discussion, avaient-ils des analogues dans d'autres pays?

Pour le savoir, une enquête a été tentée, dont voici le résultat, avec le regret qu'elle ne soit pas plus complète. Chacun de nous voudra bien la compléter dans le cercle de ses relations.

Le questionnaire suivant a été envoyé à des confrères ou à des amis à l'étranger :

« Existe-t-il dans votre pays une loi, un règlement, un usage obligeant une domestique à présenter un certificat de bonne santé à ses maîtres?

« Cela s'applique-t-il aux domestiques des deux sexes?

« Cela s'applique-t-il en particulier aux nourrices ou aux bonnes spécialement chargées des enfants?

« Quel est le délai pour congédier une domestique?

« Connaissez-vous un pays où existerait quelque chose d'analogue? »

Le questionnaire a été adressé en Angleterre, à un confrère; en Belgique, à un vieil ami qui m'a fait répondre par son médecin; en Norvège, à un homme de loi; en Suède et au Danemark, à un confrère; en Hollande, à un avocat, autrefois conseil de l'ambassade à Paris; en Suisse, à un confrère, et aux États-Unis, à une parente et à un confrère.

Personne, dans aucun de ces pays, ne connaît une loi ni un texte législatif ni un règlement s'appliquant à cette question.

Un pays seulement a une loi sur les salariés applicable aux domestiques comme à tous les salariés et pouvant donner peut-être satisfaction aux défenseurs du certificat : c'est la Hollande.

De Belgique, un confrère répond *non* à toutes les questions, et le délai de congé est fixé à huit jours.

De Suisse (1), même réponse, sauf que le confrère insiste sur l'emploi exceptionnel de la nourrice et sur les précautions habituellement prises pour son choix ; délai de congé, quinze jours.

De Norvège (2), même réponse ; il n'existe rien, ni en Suède, ni en Danemark ; cependant, il y a actuellement une campagne de presse pour demander quelque réglementation sanitaire pour les domestiques spécialement chargés des enfants ; délai de congé, quatorze jours.

Des États-Unis (3), rien ; personne ne connaît de lois existantes, pas plus les confrères, hommes de loi ou maîtresses de maison que mes nombreuses relations de famille m'ont permis d'interroger.

Nous avons bien en France un texte ayant force de loi et dispensant de la visite de l'octroi tout piéton et tout cavalier ; demandez aux Parisiens qui franchissent la barrière si cette loi existe ; demandez-le même aux préposés à l'octroi et vous verrez que ce texte est, en général, complètement ignoré et, mieux encore, l'administration, malgré ce texte, n'hésite pas à vous dresser procès-verbal et à vous poursuivre et les tribunaux à vous condamner.

En est-il de même de ce règlement de l'État de New-York ? (4)

Une réponse originale a été faite cependant par une jeune fille qui a eu l'occasion de voir des domestiques entrer dans sa famille et ignore aussi cette réglementation :

(1) Dr AUDÉOUD, de *Genève*.

(2) M. A. VISTED, de *Bergen*.

(3) Dr EASTMAN, de *Erié*, et autres.

(4) Le Dr Eastman connaît un règlement de ce genre mais applicable seulement aux hommes et femmes employés dans un établissement public : café, hôtel, etc.

« *La visite médicale de jeunes gens avant le mariage se généralisant, visite comportant tous les examens, même bactériologiques, pour donner à la fiancée la sécurité d'épouser un jeune homme sain, et même le vote des femmes devant sans doute amener l'obligation légale de cette visite, peut-être pourra-t-on demander la même chose pour les domestiques?* »

D'Angleterre (1), une réponse à citer presque en entier; elle émane du médecin chef du service de la Santé publique dans l'importante ville de Leeds :

« *Il n'existe pas de loi visant la transmission d'une affection vénérienne d'une personne à une autre, mais je crois qu'il y a, à présent, en discussion au Parlement un amendement aux lois existantes pour réparer cette omission.*

« *Si ce projet est voté, la transmission, en le sachant et en le voulant, d'une affection vénérienne à une autre personne deviendra un délit passible d'une peine* (penal offense).

« *En Amérique et dans certaines de nos colonies, en particulier Australie et Canada* (2), *les affections vénériennes sont obligatoirement déclarables, et c'est un délit pour toute personne atteinte d'une de ces affections et prévenue qu'elle est atteinte, de ne pas suivre un traitement régulier soit dans un dispensaire public, soit chez un médecin.*

« *Vous apprécierez que ces stipulations, si elles sont honnêtement appliquées, sont une protection absolue contre la diffusion de l'infection par les moyens dont vous parlez, parce que l'application de cette loi rendra à peu près impossible, pour une personne atteinte d'affection vénérienne, d'échapper à l'attention de l'autorité publique.*

« *Je ne suis pas entièrement pour la déclaration et j'ai écrit un article pour la combattre, mais, en même temps, je ne vois pas comment protéger le public sans quelque mesure de ce genre.*

(1) Dr J. Jervis, de *Leeds.*
(2) Ceci n'est pas tout à fait conforme à ce que nous a dit à la Société le Dr Archambault. Cf. *Bull. de la Soc. Franç. de Prophyl. San. et Mor.,* 1922, n° 4, p. 103, § V.

« *Je ne puis développer les arguments pour et contre dans une lettre, mais il serait intéressant de connaître la façon de penser des membres du corps médical de Leeds à ce sujet.* »

Sans entamer une digression, relevons dans cette lettre trois points :

1° La contamination devenant un délit (et non seulement une cause d'indemnisation) ;

2° L'efficacité de la loi subordonnée à son application consciencieuse ;

3° La préoccupation de connaître l'avis de confrères non officiels sur un sujet de ce genre ;

Et fermons la parenthèse.

De Hollande (1), enfin, une réponse, qui, malgré tout désir d'être bref, comporte des développements impossibles à passer sous silence.

Cette réponse montre comment, malgré le luxe de détails dans lequel est entré le législateur et le soin avec lequel il a cru tout prévoir, un fait aussi gros de conséquences que la contamination possible d'une famille par une domestique, ou le fait d'avoir une domestique infectée et de redouter cette contamination, ne permet pas le renvoi de la domestique, sauf indemnisation et encore parfois moyennant procès pendant la durée duquel le risque de contamination n'est en rien diminué : le spirochète n'est pas intimidé par la procédure.

En Hollande, la question se pose de façon très différente pour la nourrice et pour la bonne.

La nourrice, pratiquement inemployée depuis l'exemple donné par la Reine en allaitant son enfant, n'est pas considérée, par la loi, comme une salariée, car elle ne fournit pas un travail en échange d'un salaire. Rien de ce qui suit ne lui est donc applicable.

La bonne (ou le domestique) est régie par la loi commune à tous les salariés et réglant le contrat de travail.

(1) M. ISRAËLS, d'*Amsterdam*.

La salariée ne peut être congédiée sans préavis, même si elle a été engagée pour un temps limité.

Le délai de préavis est celui qui s'écoule entre deux payements.

La loi stipule que tout salaire de moins de 100 florins par mois doit être payé par quinzaine.

La domestique habitant la maison peut être payée, par dérogation, tous les trois mois.

Une bonne ne peut donc être renvoyée moins de quinze jours, si elle touche son salaire tous les quinze jours, ni moins de trois mois, si elle touche son salaire tous les trois mois, après avoir reçu congé.

Encore faut-il que la fin de ce délai coïncide avec les usages locaux pour l'entrée en service; par exemple, à Amsterdam, vous pouvez congédier une bonne à n'importe quel moment avec quinze jours de délai; à Harlem, même avec préavis de trois mois, vous ne pouvez la renvoyer qu'en février, mai, août et novembre, ce qui peut faire près de six mois de délai.

Dans la pratique, les trois mois sont quelquefois réduits à six semaines.

Voilà le statut légal de votre bonne et si vous découvrez par son aveu, par le traitement qu'elle suit, par examen médical, qu'elle est infectée d'une maladie vénérienne et contagieuse, que pouvez-vous faire?

Vous pouvez la renvoyer immédiatement et sans délai pour un motif grave et parmi ceux qu'indique la loi figure toute fausse déclaration sur l'état de santé à l'entrée en place.

Vous la renvoyez donc pour ne pas avoir déclaré la syphilis.

La bonne a le droit à son tour d'exiger que le patron fasse figurer au certificat le motif de brusque renvoi, et, munie de cette déclaration écrite du patron, elle peut s'adresser au juge qui décidera si le patron a excédé son droit ou non.

Si le juge estime que la bonne se savait contagieuse, il peut la condamner à une indemnité et en tout cas, le patron ne lui doit aucun salaire pour la période au cours de laquelle a eu lieu le renvoi; par exemple, si vous deviez payer trois mois le 31 mai et que vous renvoyiez votre bonne le 30 mai, vous ne lui devez rien pour les trois mois échus.

Pour que la bonne succombe dans ce cas, il suffit que le patron puisse prouver :

Ou bien qu'elle a été interrogée sur son état de santé lors de son entrée, et s'est déclarée bien portante ;

Ou bien qu'elle était ou avait été en traitement lors de son entrée pour une affection vénérienne ;

Ou bien qu'elle ne peut fournir un certificat de médecin la déclarant non contagieuse lors de son entrée.

Si, au conraire, le juge estime qu'il y a abus dans le brusque renvoi, le patron paye, à titre d'indemnité, en général, une somme égale au salaire du délai régulier, de quinze jours au moins à trois mois au plus.

Si le patron ne veut ou ne peut faire la preuve que la bonne se savait syphilitique ou contagieuse et néanmoins, par crainte de la contagion, veut renvoyer brusquement la domestique, il peut le faire, mais en lui payant l'indemnité pour le temps restant à faire après l'avis de congé, donc de quinze jours au moins. Encore ici joue l'usage local et si vous renvoyez brusquement une bonne tout de suite après l'époque habituelle d'entrée en place, vous lui devez trois mois de préavis et une partie des trois mois jusqu'à l'époque habituelle d'embauchage qui suivra le délai, donc six mois de gages à quelques jours près, dans certains cas.

Le danger de ce système est celui-ci : la bonne se laissera renvoyer brusquement sans exiger que le patron mette le motif sur le certificat, se contentera de toucher l'indemnité et continuera à répandre la contagion.

Elle a un bénéfice d'autant plus certain que du jour où elle aurait exigé la mention du brusque renvoi pour affection vénérienne, même si elle obtient gain de cause contre le premier patron, elle ne pourra plus jamais exciper de sa bonne foi et sera toujours brusquement congédiable, sauf si elle a prévenu qu'elle était contagieuse ou a produit le certificat le constatant, ce qui sera bien rare sans doute.

Parmi les autres motifs de renvoi brusque, il faut citer :

Tout renseignement faux autorise le brusque renvoi; par exemple, une cuisinière engagée comme telle et ne pouvant donner preuve de son savoir;

Toute habitude incompatible avec l'exécution du contrat, par exemple, sorties habituelles ou prolongées au cours des heures de travail;

Toute pratique habituelle de l'alcoolisme ou de l'inconduite;

Toute négligence exposant soi-même ou autrui à des accidents, par extension la non-déclaration d'une affection contagieuse sous une nouvelle rubrique;

Toute indiscrétion sur la vie de famille des patrons.

Encore une fois, le droit pour le salarié d'exiger que le patron stipule le motif du brusque renvoi avec précision et détails, fait qu'en général le brusque renvoi pour ces motifs, comme pour les maladies vénériennes, a lieu avec indemnité, sans mention au certificat et que cette loi, en apparence si précise et si bien faite pour défendre les droits du patron ou du salarié, revient exactement à ce que nous avons en France et que vous me permettrez d'exprimer d'une façon peu légale mais courante : « Voilà votre argent, et... partez! »

Rien au fond contre la dissémination des affections vénériennes dans la famille par la domesticité.

En Hollande aussi, d'ailleurs, la question de la déclaration obligatoire de la syphilis est à l'ordre du jour.

Il faut conclure.

Un seul moyen d'enrayer la dissémination des affections vénériennes peut être envisagé : c'est la déclaration obligatoire et les soins obligatoires, mais à condition que la loi soit consciencieusement appliquée.

Nous savons tous, en France, comment est appliquée la loi sur les maladies transmissibles et nous avons, de temps en temps, les échos de démêlés de confrères consciencieux avec des municipalités qui ne veulent pas ternir leur statistique au moment de l'afflux possible des Parisiens ou des étrangers dans la région.

La conclusion, je la trouve dans la lettre du chef du service de Santé de Leeds : « Appliquer la loi consciencieusement. »

Là, comme dans bien d'autres domaines, c'est une question de conscience et la loi ne vaudra jamais que ce que vaudra la conscience de ceux qui l'appliqueront : patron, malade ou médecin, et cette bonne foi n'est-elle pas autrement efficace que toute loi?

La bonne que le patron vous fait examiner avant de la prendre est malade et vous la refusez; honnête fille, elle se soignera, sinon elle tâchera d'entrer dans une place quelconque pour laquelle on ne lui demandera pas de certificat et combien en trouvera-t-elle actuellement!

La patronne à laquelle vous dites que la bonne est contagieuse est une honnête femme : elle la fera soigner ou la renverra; tout le monde ne peut prendre à sa charge une fille malade! Si, pourtant, cette bonne est travailleuse, pas trop chère, et que la maladie ne se traduit pas par des accidents répugnants, combien de patronnes ne vous prouve-ont-elles pas que quelques précautions sont bien suffisantes de même qu'un petit traitement qui ne dérange pas le service.

Cette question de la syphilis et de la blennorragie, quelquefois plus grave encore, installées avec la bonne au foyer domestique et au contact immédiat des enfants, n'est qu'un des côtés de la perpétuelle question : liberté ou réglementation?

Ne rouvrons pas un débat inutile, cherchons, s'il est possible, des solutions pratiques, mais demandons-nous si nous ne nous battons pas contre des moulins à vent en demandant aux femmes d'ajouter à toutes les conditions qui font de la domestique un objet aussi difficile à trouver que nécessaire, l'obligation d'un certificat dont nous-mêmes, médecins, si nous sommes interrogés, devrons dire qu'il est valable pendant tout le temps où la porteuse ne s'est exposée à aucune nouvelle contamination .Ce temps sera parfois bien court; en tout cas impossibilité absolue de contrôler l'emploi du temps d'une domestique sans la soumettre à une surveillance constante qui paraît peu au goût du jour.

Alors rien à faire? Si !

Toutes les lois contre l'alcoolisme, y compris celle qui, depuis près de cinquante ans, interdit formellement la vente des boissons distillées dans le genre des absinthes, vermouths, amers, etc., etc., et celle que vous pourrez lire affichée dans tous les débits depuis le café de luxe des environs de l'Opéra jusqu'à la cantine en planches installée sur un chantier, n'ont rien fait pour la lutte contre l'alcoolisme.

Seules ont obtenu quelques résultats les Sociétés ou Ligues antialcooliques.

Il en va de même pour la lutte antivénérienne.

Le cri d'angoisse du Dr Bizard a remué tout le monde dans cette enceinte et fera de même au dehors pour tous ceux qui l'entendront : en parlant de nos domestiques, il parlait de nos enfants.

C'est en père de famille autant qu'en médecin que j'ai étudié son beau travail, que j'ai écouté ses pressantes objurgations de faire quelque chose et je suis arrivé à cette conclusion négative que vous combattrez sans doute énergiquement :

Dans l'état actuel des choses, aucune solution législative n'est possible à ce problème.

Cette solution législative ne serait possible que si la déclaration des affections vénériennes était obligatoire.

Cette déclaration obligatoire ne sera efficace que lorsqu'elle aura passé de la loi dans les mœurs, marche contraire à tout ce que l'histoire nous apprend ; seules sont efficaces les lois qui sont la codification des usages.

A défaut de mesures législatives, des mesures administratives ne donneront rien : la grande majorité des patrons sera d'accord avec les domestiques pour n'en pas tenir compte et si elles devenaient gênantes, trop de gens seraient intéressés à leur disparition pour ne pas l'imposer au Parlement. N'oubliez pas quelles difficultés de tous genres ont toujours surgi lorsqu'il s'est agi de lois ou règlements applicables aux domestiques : tous nos élus, ou à peu près, ont une ou des domestiques.

Il ne reste donc rien que ce que fera l'initiative individuelle par le moyen de Ligues ou d'Associations. Il y a peu de temps encore, cela n'eut pas compté, trop de gens ne permettaient pas d'aborder ce sujet; il en est autrement maintenant et l'opinion publique paraît, au contraire, très ouverte aux questions de ce genre.

Voilà, Messieurs et chers Collègues, la conclusion de ce trop long travail : demandons à une Ligue existante ou à venir de faire figurer dans ses statuts la lutte contre la contamination de la famille par les domestiques, mais surtout ne cessons pas de répandre autour de nous cette vérité : toute famille qui accepte auprès de ses enfants une personne étrangère sans s'être assurée de sa bonne santé, expose certainement ses enfants à une contamination d'autant plus facile que l'enfant sera plus jeune, plus exposé à ce que la bonne goûte sa soupe ou son biberon, joue avec lui ou l'embrasse.

Cette contamination se fait de tant de manières, même les plus inattendues, que la bonne volonté de la personne malade pour se soigner et toutes les précautions prises peuvent être mises en défaut.

Peu à peu, cette vérité fera son chemin et nous verrons les gens ne plus oser jouer avec la santé de leurs enfants par ignorance, par négligence, ou même pour de coupables satisfactions de vanité mondaine.

M. LE Dr SIREDEY, de l'Académie de Médecine. — Cette question des domestiques rentre dans les mesures de prophylaxie générale; je crois que le rôle de la Société, celui qu'elle a rempli depuis son existence, est d'avertir le public du danger, mais je crois que c'est tout ce que nous pouvons faire.

Il ne faudrait pas seulement surveiller la nouvelle bonne, mais aussi les domestiques qui sont chez vous et même la domestique de confiance, par exemple, la nurse anglaise.

J'ai observé, en effet, une enfant atteinte de blennorragie ayant entraîné la perte d'un œil; or, c'était la nurse qui la lui avait communiquée; elle-même avait été contaminée par le chauffeur de la maison.

Quand les familles seront averties, elles feront attention

aux plus petits indices, par exemple en voyant des taches suspectes sur le linge qui passe souvent sous les yeux de la maîtresse de maison. Elle en référera alors au médecin qui donnera son avis. Je ne crois pas que l'on puisse faire davantage.

⁂

Je tiens, en terminant, à remercier mon maître, M. le Prof. Jeanselme, l'éminent Président de la Société de Prophylaxie, mon distingué collègue, M. le Dr Morin, dont le rapport présente un si grand intérêt et tous nos savants collègues, dont les observations ont donné tant d'ampleur à la discussion de ma communication.

Je n'ai certes jamais espéré que cette question puisse comporter une solution, une sanction, capables de protéger les familles contre les maladies que certains domestiques risquent trop souvent d'apporter au foyer; en particulier, je n'ai jamais eu la prétention, comme on l'a pourtant suggéré, d'avoir recours au Parlement, en demandant le vote d'une nouvelle loi. Il est vraiment déjà trop de lois inappliquées ou inapplicables!

J'ai voulu seulement citer des faits précis et graves. Puissent-ils faire réfléchir et servir d'avertissement!

Pour conclure, je demande donc simplement à tous ceux qui nous liront, d'user de leur influence auprès des mères de famille pour leur montrer et leur apprendre le danger constant que présente, pour les enfants surtout, une domestique atteinte de maladie contagieuse, qu'il s'agisse de blennorragie, de syphilis ou de tuberculose.

Dr L. BIZARD.

Paris. — Imp. TANCRÈDE, 15, rue de Verneuil. — 1926